# CONSEILS

## AUX HABITANTS DES CAMPAGNES

SUR

## LA RAGE DES CHIENS

Extrait d'un Rapport fait à l'Académie impériale de Médecine
par M. H. Bouley, professeur à l'École impériale
vétérinaire d'Alfort,

## OFFERT AUX AGRICULTEURS

Par M. E. BERTHET,

CAPITAINE DE LA COMPAGNIE DES SAPEURS-POMPIERS

DE PONT-DE-VAUX.

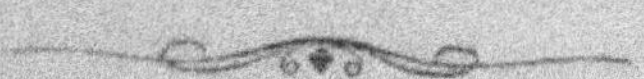

Être utile, voilà mon seul but.

BOURG

IMPRIMERIE DE FRÉDÉRIC DUFOUR

—

1865

# AUX HABITANTS DES CAMPAGNES.

J'ai la satisfaction de vous offrir cette année un petit ouvrage sur *la rage des chiens*; je vous engage à le lire avec la plus grande attention, soit dans votre intérêt, soit dans celui des autres.

Ce que je recommande par-dessus tout, c'est de ne jamais oublier qu'il faut *toujours enchaîner* un chien qui n'est pas en parfaite santé. Cette précaution prise, il vous sera bien facile, ayant mon opuscule sous les yeux, de suivre chaque jour les progrès de la maladie; et si vous reconnaissez aux premiers signes que ce soit la rage, n'hésitez pas à abattre l'animal.

En suivant ce conseil, vous vous épargnez des regrets et même des remords, si, par suite de négligence, vous aviez à vous reprocher la mort de quelque membre de votre famille, celle de vos enfants peut-être, ou en tout cas celle d'un étranger.

BERTHET.

# CONSEILS

## AUX HABITANTS DES CAMPAGNES

SUR

## LA RAGE DES CHIENS.

Il n'est pas de maladie plus redoutable, dont le nom seul inspire plus d'effroi, que *la rage des chiens*. Il n'en est pas non plus sur laquelle il existe plus d'erreurs. Travailler à les détruire, c'est faire une chose utile; car, comme le dit avec raison M. H. Bouley, « si chacun était à même » de reconnaître la rage chez le chien, surtout à » son commencement, nous serions en possession » du meilleur préservatif. »

Dans les campagnes, comme dans les villes, tout le monde est persuadé que la rage ne se déclare chez les chiens que par des envies de mordre, des actes de fureur, etc., etc.

De toutes les erreurs qui sont répandues au sujet de cette maladie, c'est peut-être celle qui cause le plus de malheurs; car on demeure sans défiance en présence d'un chien malade qui ne cherche pas à mordre, et cependant sa maladie peut être très-bien la rage.

*La prudence veut donc que l'on se méfie toujours d'un chien malade.*

## Signes auxquels on reconnait qu'un chien est enragé.

Ces signes consistent dans une tristesse inaccoutumée et une agitation inquiète, qui se fait voir par un changement continuel de position.

L'animal cherche à fuir ses maîtres; il se retire dans son panier, dans sa niche, dans les recoins des appartements, sous les meubles. Sans montrer encore aucune envie de mordre, si on l'appelle, il vient à la voix, mais avec lenteur et comme à regret; crispé sur lui-même, il tient sa tête cachée entre sa poitrine et ses pattes de devant.

Bientôt il devient inquiet, cherche une nouvelle place pour se reposer, et ne tarde pas à la quitter pour en chercher une autre; puis il retourne à son lit, dans lequel il s'agite continuellement. Du fond de son lit il jette un regard qui n'est pas ordinaire; il va d'un membre de la famille à un autre, fixe sur chaque personne des yeux résolus, et semble demander à chacun en particulier un remède contre la maladie qu'il ressent.

Si ces signes ne suffisent pas pour convaincre de l'existence de la rage, ils doivent faire naître la crainte de son accès possible.

Il faut dès lors, par précaution, mettre le chien à la chaîne.

*(On doit toujours enchaîner un chien malade et*

*non l'attacher avec une corde, tant forte qu'elle soit ;
car, sur quinze chiens enragés que j'ai tués pour ma
part, il y en avait neuf qui, après avoir rongé leurs
cordes, s'étaient échappés.)*

Une des circonstances les plus importantes à
signaler sur la rage du chien, c'est la persévé-
rance, chez cet animal, même lorsque sa maladie
est le plus avancée, des sentiments d'affection en-
vers les personnes auxquelles il est attaché. Ces
sentiments demeurent si forts en lui que le malheureux animal s'abstient de mordre ceux qu'il
aime, alors même qu'il est en pleine rage. De là
des apparences trompeuses, puis des conjectures
erronées que les propriétaires des chiens enragés
se font sur la nature de la maladie de ces ani-
maux. Comment croire à la rage, en avoir même
l'idée, chez un chien que l'on trouve toujours si
affectueux, si docile, et dont la maladie se montre
seulement par de la tristesse, de l'agitation, le
rendant tout au plus un peu plus sauvage que
d'habitude ? Ne vous laissez pas prendre à ces
apparences trompeuses ; car ce chien dont on ne
se méfie pas peut, malgré lui-même, faire une
morsure fatale, s'il est contrarié, ou, comme il
arrive souvent, à la suite d'une correction que
son maître aura cru devoir lui infliger pour n'a-
voir pas obéi assez vite.

Dans la plupart des cas, si les maîtres sont mordus, c'est pour avoir frappé leur chien.

*(Un boucher de Pont-de-Vaux a été mordu à la main pour avoir, jusqu'à trois fois, frappé son chien chez lequel le premier accès commençait.)*

### Comment on reconnaît à l'aboiement qu'un chien est enragé.

La voix du chien enragé est toujours rauque, voilée, plus basse de ton, et à un premier aboiement fait à pleine gueule succèdent trois ou quatre hurlements décroissants, qui partent du fond de la gorge.

Il faut donc se tenir en garde quand la voix connue d'un chien familier vient à changer tout à coup.

Celui qui a entendu une fois ou deux un chien enragé en demeure si fort impressionné, que lorsque, une autre fois, il entendra le même bruit, il saura bien vite ce qu'il dénote.

Au commencement de la rage, et lorsque la maladie est déclarée complétement, il y a chez le chien, entre chaque accès, une espèce de délire.

Ce délire se caractérise par des mouvements étranges, qui font voir que l'animal malade voit des choses et entend des bruits qui n'existent que dans son délire : tantôt, en effet, l'animal se tient immobile, attentif, comme aux aguets, puis tout à coup il se lance et mord dans l'air, comme fait, dans l'état de santé, le chien qui veut attraper une mouche au vol; d'autres fois, il se lance, furieux et hurlant, contre un mur, comme s'il avait entendu de l'autre côté des bruits menaçants.

Alors vient un moment de repos; les yeux se ferment lentement, la tête se penche, les membres de devant semblent se dérober sous le corps, et l'animal est près de tomber. Mais tout à coup il se redresse; de nouveaux fantômes viennent l'assiéger : il regarde autour de lui avec une expression sauvage, happe comme pour saisir un objet à la portée de sa dent, et se lance à l'extrémité de sa chaîne, à la rencontre d'un ennemi qui n'existe que dans son imagination. Dans ces moments-là, les yeux ont un éclat inusité et qui éblouit : on dirait deux globes de feu.

Tels sont les signes que l'on observe, au commencement de la rage, chez le chien. Ce sont ceux-là surtout qui doivent fixer l'attention et mettre en garde contre ce qu'ils révèlent.

Lorsque la maladie est plus avancée, l'agitation du chien augmente : il va, vient, rôde sans cesse d'un coin à un autre; continuellement il se lève et se couche, et change de position de toutes manières.

S'il est enfermé dans une niche, il ne reste pas

un seul moment en repos; sans cesse il tourne dans le même cercle.

S'il est en liberté dans une chambre ou une grange, on dirait qu'il est à la recherche d'un objet perdu : il fouille tous les coins et recoins de l'appartement avec une ardeur étrange qui ne se fixe nulle part.

Et, chose remarquable et en même temps bien redoutable, il est beaucoup de chiens chez lesquels l'attachement pour leurs maîtres semble avoir augmenté, et ils le leur témoignent en leur léchant les mains et le visage.

On ne saurait trop appeler l'attention sur cette singularité des premiers signes de la rage et sur ses dangers, parce que ce sont surtout ces signes qui trompent les propriétaires de chiens. Ils ont peine à croire, en effet, que cet animal, actuellement encore si doux, si docile, si soumis, qui leur lèche les mains, soit atteint de la plus terrible maladie qui soit au monde.

Il est une idée très-établie encore aujourd'hui dans l'opinion publique, bien qu'elle soit on ne peut plus fausse, qu'un chien enragé a horreur de l'eau. Donc, s'il boit, dit-on, il n'est pas enragé, et partant de ce raisonnement, un très-grand nombre de personnes s'endorment dans une tranquillité trompeuse, à côté de chiens enragés qui vivent avec elles et couchent même avec elles.

Jamais erreur ne fut plus funeste, et chacun doit faire ses efforts pour la détruire.

Le chien enragé n'a pas *horreur de l'eau*; il n'est pas hydrophobe; quand on lui donne à boire, il ne recule pas épouvanté.

Loin de là : il s'approche du vase; il lappe le liquide avec sa langue; il l'avale souvent dans le commencement de sa maladie; et lorsque le resserrement de la gorge rend le passage de l'eau difficile, il n'en essaie pas moins de boire, et alors ses lappements sont d'autant plus répétés et prolongés qu'ils demeurent sans résultats. Souvent même, en désespoir de cause, on le voit plonger le museau tout entier dans le vase, et mordre, pour ainsi dire, l'eau qu'il ne peut parvenir à pomper comme il en a l'habitude.

Le chien enragé ne refuse pas toujours la nourriture au commencement de sa maladie; mais il s'en dégoûte promptement.

Chose remarquable alors, et qui fait bien voir son genre de maladie! on le voit saisir avec ses dents, déchirer, broyer, et avaler enfin une foule de choses étrangères à la nourriture.

On ne saurait donc se mettre trop en garde contre un chien qui, dans les appartements, déchire avec opiniâtreté les tapis de lit, les couvertures, les coussins; qui ronge le bois de sa niche, mange de la terre dans les jardins, dévore sa litière, etc.

Rien de plus important que ces signes, cependant, car c'est un commencement de maladie. L'animal passe sa rage sur des corps inanimés ; mais le moment est bien proche où l'homme lui-même, si affectionné qu'il soit, pourra bien ne pas être épargné.

C'est encore une erreur de croire qu'un chien qui ne bave pas n'est pas enragé.

Il est des chiens enragés dont la gueule est remplie d'une bave écumeuse, surtout pendant les accès.

Chez d'autres elle est complétement sèche.

Le chien enragé dont la gueule est sèche fait avec ses pattes de devant, de chaque côté de son museau, les gestes que fait un chien entre les dents duquel un os incomplétement broyé s'est arrêté.

Il en est de même dans la variété de rage que l'on appelle la *rage mue*.

Pour les propriétaires de chiens, *presque toujours*, ces gestes qu'ils remarquent leur donnent malheureusement la certitude de la présence d'un os dans l'arrière-gorge ; et voulant secourir leurs chiens, ils introduisent les doigts dans la gueule du malade ; et soit qu'ils se blessent eux-mêmes contre les dents, soit que le chien irrité rapproche malgré lui les mâchoires, la rage n'en est pas moins communiquée.

Un vétérinaire de Lons-le-Saunier, M. NICOLIN, est mort en novembre 1846 victime de la rage qu'il a contractée en examinant la mâchoire d'une petite chienne, qui, au dire de son maître, devait avoir quelque chose dans la gorge qui l'empêchait de manger. Ce malheureux praticien, trop confiant dans ce que l'on lui disait, n'avait pas assez examiné la chienne, en apparence inoffensive, qu'on lui présentait.

Ce terrible exemple montre assez combien il faut se défier de l'état de santé des chiens qui ne peuvent avaler, ou qui ne le font qu'avec difficulté.

Une erreur encore trop malheureusement répandue, c'est qu'un chien mordu par un autre, présumé enragé, n'offre plus de dangers après quarante jours d'attache. Détrompez-vous ! car sur dix chiens mordus, il y en aura peut-être six chez lesquels la maladie ne se déclarera qu'au bout de trois et même quatre mois, suivant le tempérament de l'animal.

Le chien de M. Ch...., propriétaire à Pont-de-Vaux, après avoir été mordu, fut enfermé pendant quarante jours : aucun signe de rage ne s'étant manifesté, on lui rendit la liberté. Deux mois après sa morsure on s'aperçut qu'il était malade, et il fut de nouveau enfermé ; la rage se déclara le lendemain.

Il arrive très-souvent que le chien qui ressent les premières atteintes de la rage s'échappe de la maison et disparaît. Mais dans quelques cas, trop nombreux encore, le malheureux animal, après avoir couru un jour ou deux, et échappé aux poursuites, revient à la maison de ses maîtres. C'est dans ces circonstances surtout que les malheurs arrivent : en effet, au retour du pauvre chien qu'on a cru égaré, ou, si c'est un chien de chasse qu'on a cru volé, on s'empresse autour de lui ; le premier mouvement est de le secourir, car, la plupart du temps, il a l'aspect misérable, amaigri, couvert de boue et de sang. Mais malheur à qui l'approche ! car il répondra par des morsures aux caresses qu'on lui fera.

### Moyen pour connaître si un chien est réellement enragé.

Pour s'assurer du genre de la maladie, il faut, après l'avoir enchaîné, lui faire voir un chien quelconque, il s'élancera sur lui ; si sa maladie est la rage, et s'il peut l'atteindre, il le mordra avec fureur.

Lors même que le chien malade n'aurait pas fait attention à celui qu'on lui a montré, il ne faut pas pour cela le déchaîner ; car la rage peut bien ne se déclarer que quelques jours après.

Lorsqu'un chien enragé est libre, il s'élance devant lui, d'abord avec une complète liberté d'allures, s'attaquant à tous les êtres vivants qu'il rencontre, mais de préférence aux chiens. En sorte que c'est une heureuse chance pour l'homme qui peut être mordu, qu'il se rencontre à propos un chien dans son voisinage, sur lequel l'animal enragé puisse passer sa fureur.

Dans le canton de **Pont-de-Vaux** les habitants des campagnes ont donc raison de ne jamais sortir de chez eux, surtout s'ils sont accompagnés par leurs enfants, sans être porteur, pour la sûreté de tous, d'une pelle ou d'une fourche ; et s'ils vont au marché, d'un bâton ferré.

Le chien enragé ne conserve pas longtemps une marche libre. Épuisé par les fatigues de ses courses, par les accès de fureur auxquels il a trouvé, en route, l'occasion de se livrer, puis par la faim, par la soif, et sans doute par l'action de sa maladie, il ne tarde pas à faiblir sur ses membres. Alors il ralentit son allure et marche en chancelant, la queue pendante, la tête inclinée et la gueule fortement ouverte.

Dans cet état, il est bien moins redoutable. S'il attaque encore, c'est lorsqu'il trouve sur le chemin qu'il suit l'occasion de satisfaire sa rage. Mais il n'est plus assez vigoureux pour changer de direction et aller à la rencontre d'un animal ou d'un homme qui ne se trouve pas immédiatement à la portée de sa dent.

Bientôt son épuisement est tel qu'il est forcé de s'arrêter. Alors il s'accroupit dans les fossés des routes et y reste durant de longues heures comme s'il dormait. Malheur à l'imprudent qui troublera son sommeil : l'animal, réveillé de son engourdissement, trouvera souvent assez de force pour lui faire une morsure.

Cet avertissement est spécialement adressé aux enfants qui ne manquent jamais, quand ils se promènent plusieurs ensemble dans les champs, de jeter des pierres ou des gazons à tout chien soit qu'il passe ou qu'il soit couché.

**MM.** les instituteurs feront bien de mettre en garde leurs élèves contre cette habitude de provocation et le *danger auquel elle les expose.*

Dans toutes les communes, il y a des habitations plus ou moins éloignées de la maison d'école; les enfants qui s'y rendent, lorsqu'ils verront venir sur leur route un chien qu'ils ne connaîtront pas, agiront prudemment en se cachant derrière un arbre ou un buisson, jusqu'à ce qu'il soit passé.

« La méfiance est la mère de la sûreté, » dit La Fontaine.

Je me suis déterminé à faire ce petit travail, parce que les récits de chiens enragés
et de personnes mordues se multiplient dans
les journaux.

Sa publicité a été encouragée par les lettres
suivantes, qui m'ont paru une garantie de
son utilité :

« Alfort, le 13 juin 1864.

» Monsieur,

» J'acquiesce de tout cœur à la proposition que
« vous me faites et je vous donne pleine auto-
« risation de publier, suivant le mode que vous
« avez en vue, l'extrait de mon rapport à l'Aca-
« démie.

« Ce rapport a eu pour but la divulgation de
« faits qui intéressent tout le monde, et votre
« procédé de publication réalise d'une manière
« parfaite les intentions qui ont inspiré mon tra-
« vail.

« Je ne puis donc que vous remercier, pour ma
« part, Monsieur, de votre si généreuse détermi-
« nation. Les hommes comme vous sont rares,
« qui n'ont d'autre mobile que l'amour du bien

« public, et je me trouve heureux d'être votre
« collaborateur à la bonne action que vous voulez
« faire.

« Veuillez agréer, Monsieur, l'assurance de
« mes sentiments de haute considération et de
« gratitude.

« H. BOULEY,

« PROFESSEUR A L'ÉCOLE IMPÉRIALE D'ALFORT. »

---

« Bourg, le 30 juin 1864.

« Monsieur,

« M. le Préfet, absent en ce moment, a lu
« avec un véritable intérêt le manuscrit que vous
« lui avez communiqué et que j'ai l'honneur de
« vous envoyer ci-joint.

« Il me charge de vous dire qu'il autorise avec
« empressement l'impression de ce travail dont il
« apprécie toute l'utilité et de vous adresser ses
« félicitations pour votre dévouement au bien
« public.

« Recevez, Monsieur, l'assurance de ma consi-
« dération très-distinguée.

« *Le Secrétaire général*,

« BÉHARELLE. »

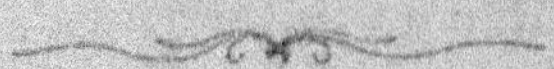

9 782329 273402